CONFÉRENCES HISTORIQUES

DE LA FACULTÉ DE MÉDECINE

LAENNEC

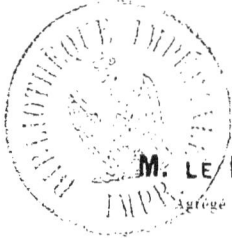

PAR

M. LE Dr CHAUFFARD

Agrégé de la Faculté de médecine

LEÇON FAITE LE 3 AVRIL 1865

PARIS

LIBRAIRIE GERMER BAILLIÈRE

RUE DE L'ÉCOLE-DE-MÉDECINE, 17

1865

LAENNEC

.

Il est des gloires que les passions surexcitées élèvent, et qui, nées dans le tumulte, ont besoin du tumulte pour se soutenir ; le calme et la froide réflexion leur sont contraires ; elles déclinent dès que les esprits s'apaisent et redeviennent maîtres d'eux-mêmes. Ceux qui en reçoivent les échos directs et prochains peuvent croire à la durée de ces renommées bruyantes ; ceux qui, loin de céder à un entraînement irréfléchi, savent mesurer le peu de part que la vérité a pris à ces mouvements vio-lents de l'opinion, ceux-là savent que le terme de ces gloires est marqué, et ils pourraient prédire le moment où elles iront s'éteindre dans un inévitable oubli.

En regard de ces gloires qui passent, il est des gloires qui durent ; qui loin de diminuer par la durée, gran-dissent avec le temps, et sont destinées à subjuguer l'avenir plus encore qu'elles n'ont dominé dans le pré-sent. Ce sont les gloires que les œuvres fondent, que les services réels assurent, que la poursuite et la découverte de grandes ou utiles vérités inscrivent pour toujours dans la mémoire des hommes ou dans les annales de la science.

Les générations médicales qui inaugurèrent ce siècle ont assisté à ce double spectacle. En ces temps agités où l'antique médecine se réveilla tout à coup pour marcher à l'unisson du mouvement qui emportait les hommes et les choses de la société moderne, les médecins virent paraître et s'élever deux grandes figures qui souvent se dressèrent l'une contre l'autre, et dont l'histoire est forcée de raconter la longue opposition, les luttes répétées et mémorables : vous savez déjà que je parle de Broussais et de Laennec. Qui niera que la gloire de Broussais n'ait souffert de profondes atteintes? On aurait beau en rappeler les bruyants retentissements, on ne saurait la faire revivre en échos prolongés et durables. Son système physiologique et pathologique s'est, par degrés, affaissé; les affirmations qu'il produisait avec le plus d'assurance, et le crédit qu'elles ont obtenu, n'inspirent plus qu'une sorte d'étonnement; bien des croyances qu'il pensait vaincues pour toujours, ont reconquis leur empire; on croit encore aux diathèses sans redouter les terribles accusations dont il foudroyait ceux qui osaient parler de ces affections générales de l'économie vivante. Il ne reste guère de lui que le souvenir du polémiste hardi, de l'agitateur des institutions scientifiques de la médecine.

Laennec ne devait pas payer à la mort ce tribut d'oubli et de silence. Fondé sur des travaux impérissables, sur le plus vaste ensemble de découvertes qui se soient opérées dans la médecine moderne, l'éclat de son nom ne pouvait que grandir, à mesure que pâlissaient les erreurs plus ou moins brillantes contre lesquelles il combattit résolûment. Le calme qui s'est fait sur les orages de son temps, l'impulsion féconde qu'il a imprimée à l'observation médicale ont de plus en plus

fait valoir l'étendue de son génie, la portée de ses jugements, la valeur supérieure de son œuvre. C'est ce génie
et c'est cette œuvre dont je désirerai retracer les traits
essentiels. Admirateur fervent et réfléchi de ce grand
médecin, je voudrais le montrer, non pas seulement
créateur ingénieux de l'auscultation de la poitrine,
mais interrogateur ardent et scrutateur profond de
toutes les manifestations de la maladie ; s'attaquant en
maître capable de les comprendre et de les résoudre à
tous les problèmes que déroule l'homme malade ; entrant, en un mot, dans toutes les voies de la science
pour y saisir partout des vérités cachées ou y éclairer de
nouvelles clartés les vérités proclamées avant lui. Vous
le verrez, messieurs, je ne grandis pas à l'avance et de
parti pris Laennec : une neuve et admirable sémiologie n'est pas son unique titre de gloire ; Laennec aime
et comprend la médecine tout entière ; il a su soutenir
et fortifier les découvertes qu'il amassait, dans un
monde inexploré de signes, par les vues les plus pénétrantes sur l'être même qui supporte ces signes, par
l'étude des lésions de structure que la maladie développe
et laisse dans la trame organique, par l'intelligence des
causes affectives dont les symptômes et les lésions sont la
traduction extérieure et vivante. Pour voir Laennec tout
entier, pour saisir les aspects frappants de sa méditative
et ardente figure, il faut successivement interroger en lui
l'anatomo-pathologiste laborieux et précis ; l'explorateur
ingénieux des symptômes ; le pathologiste habile à rapprocher les symptômes et les signes des états morbides
qui les émettent ; et enfin le médecin qui, s'élevant au-
dessus des lésions qu'il constate et des signes qu'il perçoit,
aborde résolûment les questions générales de la science,
et sait donner aux principes, aux conceptions doctrinales, à la tradition, la part majeure qui leur revient
dans l'institution scientifique de la médecine et dans la

direction de la pratique. C'est à ces divers points de vue, messieurs, que j'essayerai d'esquisser ce que fut et ce que voulut Laennec.

Si l'on veut mesurer l'impulsion nouvelle que Laennec sut imprimer à l'anatomie pathologique et les progrès qu'il lui fit accomplir, il faut se reporter au grand ouvrage de Morgagni, *De sedibus et causis morborum per anatomen indagatis*, publié en 1768. C'était le plus considérable monument élevé à l'anatomie pathologique au moment où Laennec parut; il résumait l'ensemble des connaissances acquises sur cette partie de la science; on admirait le caractère de précision et l'instructive variété de ses descriptions anatomo-pathologiques, et on le regardait comme un modèle difficile à dépasser. Quelle distance cependant du vieux professeur de Padoue au jeune médecin français! Quelle clarté et quelle méthode inconnues Laennec apporte dans cette immense collection de faits que Morgagni ne sait envisager ni dans leur ensemble ni dans leurs rapports, qu'il ne voit et ne décrit que dans le particulier, en passant de régions en régions, d'organes en organes! Laennec ne craint pas d'ériger en science à part l'anatomie pathologique; le premier il la systématise et en fait un tout, un ensemble harmonique, un enchaînement régulier.

« L'anatomie pathologique, dit Laennec, est une science à part; elle doit trouver en elle-même une méthode qui lui soit propre, et une classification fondée par la nature des objets dont elle s'occupe, c'est-à-dire sur celle des lésions considérées indépendamment des symptômes qui les accompagnent et des lieux où elles existent. » (Article ANATOMIE PATHOLOGIQUE, *Dictionnaire des sciences médicales.*)

Pour cette science à part, Laennec chercha une clas-

sification méthodique et complète, condition d'existence
de la science : il crut l'avoir trouvée et l'exposa dans
l'article auquel nous avons emprunté les lignes précé-
dentes. Cette classification, il l'avait préalablement ensei-
gnée dans des cours consacrés à l'anatomie pathologique, cours qui le disputaient à ceux que professait en
même temps Dupuytren sur cette matière aussi importante pour le chirurgien que pour le médecin. Ces deux
illustres rivaux, qui devaient jeter un tel éclat dans les
voies différentes qu'ils allaient suivre, enseignaient dans
leurs cours respectifs la même classification, et ils s'en
disputèrent publiquement la priorité, ainsi que celle de
la connaissance de diverses lésions anatomo-pathologiques, que les premiers ils prétendaient avoir décrites.
Cette classification est restée longtemps jeune ; longtemps on en a retenu la grande idée des *tissus accidentels*, et la division de ces tissus en deux sections : dans
la première, Laennec rangeait les *tissus accidentels qui
ont des analogues parmi les tissus naturels de l'économie ;*
dans la deuxième *ceux qui n'en ont point et qui n'existent
jamais que par suite d'un état morbifique*. Laennec traça
les caractères généraux de ces tissus ; il puisa ces caractères à la fois dans la texture propre de ces tissus, et
dans leur influence sur l'économie vivante. Ces divisions et ces vues réalisèrent un grand progrès dans
la constitution scientifique de l'anatomie pathologique ; ils conduisaient l'observation bien plus loin que
les études sans lien commun poursuivies par Morgagni.
L'histologie a paru les consacrer pendant la période de
ses premières affirmations ; les cellules dites spécifiques
du cancer et du tubercule semblaient fournir l'élément
propre des tissus sans analogue. Mais les progrès
récents de l'histologie pathologique effacent, dans leur
sens absolu, ces divisions, démenties par la physiologie
générale, celle qui préside à l'état de santé comme à

celui de maladie. Il n'est pas de tissu morbide et d'élément cellulaire qui n'aient un analogue et comme une paternité directe dans les tissus et dans les éléments réguliers de l'économie ; la génération spontanée, ou sans ascendants analogues, n'existe dans l'organisme sous aucune forme, normale ou anormale, visible ou cachée.

Je vous disais, messieurs, que Laennec avait repris l'œuvre de Morgagni en la transformant et en grandissant la portée scientifique. En m'exprimant ainsi, j'avais surtout en vue l'éclat des travaux accomplis et des services rendus par ces deux illustres médecins. Je ne voudrais pas que vous en concluiez que, entre les deux, l'anatomie pathologique délaissée n'eût pas rencontré de savants capables de comprendre les richesses qu'elle nous tenait en réserve. Loin de là ; et si Laennec a pu la pousser si loin, il le doit sans doute, pour une bonne part, à Corvisart dont il était l'élève, à Bayle dont il fut l'ami et presque le collaborateur.

Corvisart était en son temps l'un des médecins qui attachait le plus d'importance à la détermination des lésions locales ; et, par conséquent, il mettait au premier rang des études nécessaires l'anatomie pathologique qui montre ces lésions, en permet l'analyse directe, et rend possible leur attache aux symptômes perçus durant la vie. Laennec exprime fréquemment la reconnaissance qu'il garde à un tel maître. Il est plus expressif encore dans son admiration pour Bayle; il avait trouvé dans ce dernier un homme aussi ardent que lui-même au travail, aussi dévoué au culte de l'anatomie pathologique. « Depuis l'année 1801, dit Laennec, jusqu'à celle de sa mort, c'est-à-dire pendant environ quatorze ans, Bayle a passé bien peu de jours sans faire des ouvertures de cadavres, et souvent plusieurs dans le même jour. Il recueillait des notes exactes sur toutes, ainsi que sur les maladies auxquelles ces sujets avaient succombé. »

Je vous citerai peut-être dans son entier l'émouvant portrait que l'auteur du *Traité de l'auscultation* nous a laissé de Bayle, de celui que Broussais appelle dérisoirement le *patriarche des anatomo-pathologistes modernes* je me borne à vous dire en ce moment que les *Recherches sur la phthisie pulmonaire* publiées en 1810 furent le fruit de si opiniâtres travaux. L'évolution des tubercules est décrite dans cet ouvrage, suivant le jugement de Laennec, *d'une manière beaucoup plus exacte et plus complète qu'on ne l'avait fait jusqu'alors.* Broussais cependant attaqua ce livre avec violence dans son premier *Examen des doctrines*, déclarant qu'il n'y avait rencontré qu'un *ennuyeux empirique et le fatalisme le plus désespérant ;* il ajouta plus tard qu'il en était encore à *comprendre comment cet ouvrage avait pu valoir à son auteur une réputation.* Mais toute réputation qui ne venait pas de lui ou qui ne s'inclinait pas devant lui, ne trouva-t-elle pas toujours Broussais pour ennemi résolu ?

Les *Recherches sur la phthisie* de Bayle furent le vrai point de départ de celles que Laennec entreprit sur l'anatomo-pathologie du tubercule, lesquelles, dit-il, *l'ont mis à portée de rectifier ou d'étendre quelques-unes des observations faites par Bayle.* Quel admirable travail, messieurs, et quel modèle que celui que Laennec a intitulé *Histoire anatomique du tubercule !* Avec quelle fidélité il suit l'évolution tuberculeuse, depuis la première apparition du produit accidentel jusqu'à son développement complet, jusqu'aux désorganisations ultimes par lesquelles se traduit sa présence au sein du parenchyme pulmonaire ! Comme il sait découvrir et caractériser les formes diverses sous lesquelles on le rencontre dans les organes, comme il sait en distinguer les variétés, sans commettre la faute de Bayle qui, de certaines variétés, avait fait une espèce particulière de

produit accidentel complétement différent du produit
tuberculeux ! Et ce n'est pas seulement le tubercule
présent dans l'organe que Laennec suit ainsi pas à pas
dans sa marche ; il en poursuit les traces et les effets
organiques, alors qu'il a été éliminé, après le ramollissement de sa masse. C'est ainsi qu'il découvre et raconte
le mode organique de guérison de la phthisie : il établit
anatomiquement la réalité de la cicatrisation des exca-
vations tuberculeuses ; il montre des guérisons incom-
plètes ou inachevées, qu'il décrit sous le nom de cicatrices fistuleuses ou demi-cartilagineuses des poumons ;
il montre ensuite des cicatrices complètes, celluleuses
ou fibro-cartilagineuses ; en un mot, après le tableau
des dégradations organiques si souvent irrémédiables
que déterminent les tubercules, il trace, d'une main
non moins assurée, les rares restaurations de ces dégradations, et montre aux anatomo-pathologistes eux-
mêmes que la phthisie n'est pas absolument incu-
rable.

Nul, avant Laennec, n'avait encore enrichi la science
de descriptions aussi étendues et aussi exactes. On eût
dit que ce grand maître lisait à découvert dans les profondeurs cachées des organes, et qu'il y surprenait libre-
ment les opérations secrètes de la nature. Cette perfection inconnue dans les descriptions, cette précision
dans l'étude des lésions, irritaient Broussais, qui ne les
acceptait qu'à regret, et les niait quand l'évidence ne le
soumettait pas. Il reprochait à Laennec de *trancher du
devin*, et d'affirmer avec une *étonnante intrépidité* les
transformations successives que subissent les produits
accidentels ; « il semble, dit-il, qu'il ait été dans l'inté-
rieur du corps de ses malades, au moment où cette
matière a paru d'abord sous l'état cru, qu'il l'a vu croître,
envahir les tissus, etc. » Laennec consentit à répondre à
ces futiles imputations, dans la préface de la 2ᵉ édition

du *Traité de l'auscultation* : « M. Broussais croit-il que le naturaliste qui a trouvé sur le même buisson la larve, la nymphe, et le papillon dans leurs divers degrés de développement, ait besoin pour décrire les métamorphoses de cet insecte, de s'enfermer dans l'œuf ou dans la chrysalide? Pense-t-il que Hunter, Meckel, Tilleman et Pander soient rentrés dans le sein de leur mère pour étudier le développement du fœtus? » Ces reproches, Broussais les reproduisait plus amers encore, lorsque Laennec passait des descriptions anatomo-pathologiques aux descriptions des symptômes et surtout des signes physiques des maladies; quelle est aujourd'hui la valeur de ces accusations? Ne deviennent-elles pas un témoignage de plus de la grandeur des progrès dus à celui qu'elles prétendaient condamner?

Je ne saurais, messieurs, vous donner même un faible aperçu de tous les travaux d'anatomie pathologique accomplis par Laennec, tant sont nombreux ces travaux, tant fut infatigable et féconde l'activité de celui qui les produisait! Cependant je ne puis résister au désir de vous signaler l'histoire anatomique de la pleurésie, digne en tout point de l'auteur qui venait d'écrire l'histoire anatomique de la phthisie pulmonaire. L'état de la plèvre, les épanchements pleurétiques divers, le développement et l'organisation subséquente des fausses membranes, le refoulement du poumon et l'état du poumon refoulé, les perforations de la plèvre dans le cours de la pleurésie, les pleurésies hémorrhagiques, chroniques, symptomatiques, circonscrites ou partielles, latentes, et enfin l'étude du rétrécissement de la poitrine à la suite de certaines pleurésies, tout cela est aussi admirablement observé que décrit, et forme une de ces œuvres magistrales où la vérité se traduit en une langue digne d'elle, tant cette langue est pure, dégagée de tout effort, parfaite dans sa simplicité.

Dans ces travaux multipliés, si quelques rares assertions ont dû être rectifiées, comme celles, par exemple,
relatives à la mélanose que Laennec rangeait parmi les
produits accidentels sans analogues, à côté du tubercule
et du cancer, il faut reconnaître que presque tout est
demeuré comme l'expression durable des faits, et les
observations ultérieures, en développant les résultats
acquis, n'ont fait que les confirmer. Le temps a donné
raison à Laennec contre la plupart des contradicteurs
qu'il rencontra, et en particulier contre Broussais, qui,
non-seulement attaqua par des raisons dont vous juge-
rez bientôt la portée générale et scientifique les recherches anatomo-pathologiques que poursuivait Laennec,
mais encore prétendit réfuter directement et dans leur
exactitude matérielle quelques-unes de ces recherches.
Nous en prendrons pour exemple ce qui a trait à la
pneumonie chronique et aux abcès du poumon.

« Connaît-on, disait Laennec, des péripneumonies
chroniques? Cette question ne pourra paraître étrange
qu'aux médecins qui ne se sont nullement occupés d'a-
natomie pathologique, ou qui ne s'en sont occupés que
d'une manière très-légère... Si quelques médecins en
parlent en ce moment à Paris, ils entendent par là, avec
les écoles les plus étrangères à l'anatomie pathologique,
la phthisie pulmonaire considérée comme terminaison
de la péripneumonie. Cette opinion est encore celle de
de M. Broussais, qui semble même la croire nouvelle.
Nous verrons plus tard le peu de solidité des fondements
sur lesquels elle est assise. »

Ces peu solides fondements étaient des erreurs de
diagnostic et de pathogénie que Chomel résumait en
ces termes : « On ne peut douter que dans un grand
nombre de cas, Broussais et les auteurs qui ont écrit sur
ce sujet, n'aient pris pour des pneumonies chroniques,
pendant la vie, des pleurésies chroniques, et après la

mort des affections tuberculeuses des poumons, et quelquefois même des inflammations aiguës de ces viscères. » Laennec avait établi ces distinctions capitales; Broussais répondit par des confusions dans les choses et des invectives dans le langage. « La pneumonie chronique, dit-il, n'est rien moins que rare, et l'on doit s'étonner d'avoir entendu Laennec attribuer constamment à des tubercules les phthisies qui succèdent à de grandes hémoptysies..., nouvelle preuve du faux esprit de notre auteur; il ne s'est point aperçu que ses hépatisations grises et jaunes rentrent souvent, et fort souvent, dans les pneumonies chroniques... Après avoir lu tout cela sans distraction, on tombe des nues en se rappelant que les pneumonies chroniques ont été déclarées rares par Laennec, et l'on éprouve un sentiment de pitié à l'aspect des efforts inutiles qu'il fait pour séparer une foule de choses qui sont liées par une frappante identité de nature; en un mot, dans l'espoir de faire de quelques nuances d'une même affection des entités essentiellement différentes et de son invention. » Ces quelques lignes, messieurs, ne contiennent-elles pas toutes les confusions signalées par Laennec, et après lui par Chomel? Ces phthisies, qui succèdent à de grandes hémoptysies, sont bien liées à l'existence des tubercules, et non à la pneumonie chronique; et ces hépatisations grises et jaunes ne se rapportent qu'à des pneumonies aiguës données à tort pour chroniques. Vous savez, du reste, comment la question est aujourd'hui jugée, et à quel point la rareté de la pneumonie chronique est consacrée. Vous pouvez décider de quel côté était le faux esprit, et si les distinctions établies par Laennec méritaient cette pitié sous laquelle Broussais prétendait les écraser.

Les abcès du poumon fournirent l'occasion d'une lutte analogue entre la médecine systématique et in-

ventée, et la science d'observations rigoureuses et
d'études patientes que Laënnec cultivait. «Nonobstant,
disait celui-ci, l'opinion des auteurs et les idées com-
munément répandues parmi les médecins praticiens sur
les abcès du poumon, que l'on désigne aussi sous le nom
de vomiques, il n'y a pas de lésion organique plus rare
qu'une véritable collection de pus dans le tissu pulmonaire. La vomique d'Hippocrate, ou celle des praticiens,
est, comme nous le verrons, l'effet du ramollissement
d'une masse considérable de matière tuberculeuse. Sur
plusieurs centaines d'ouvertures de péripneumoniques
faites dans un espace de plus de vingt ans, il ne m'est
pas arrivé plus de cinq ou six fois de rencontrer des
collections de pus dans un poumon enflammé. » Broussais, au contraire, déclarait communs les abcès du poumon, et il apportait en témoignage les assertions de deux
docteurs anglais, qui soutenaient que ces abcès se ren-
contraient chez la moitié des péripneumoniques. «Forcé,
disait Broussais, par l'impulsion irrésistible de l'orgueil,
à soutenir avec acharnement toutes les propositions
qu'il avait émises, Laennec entasse souvent subtilités
sur subtilités, sophismes sur sophismes, dans l'espoir
de faire croire qu'il n'a point été réfuté. Tel est son cas
relativement aux abcès du poumon. » Vous devinez,
messieurs, ce que vaut la réfutation de Broussais, et
vous savez si c'est l'impulsion irrésistible de l'orgueil, ou
la puissance des faits qui avait déterminé Laennec à soutenir son opinion. Qui ne connaît la rareté des abcès à
la suite de la pneumonie? « Pendant plus de vingt-cinq
ans, dit Chomel, nous n'avons rencontré que trois fois
des collections de pus placées dans le parenchyme pulmonaire lui-même qui ne fussent pas évidemment dues
aux pressions exercées sur le poumon, et qui eussent le
caractère des abcès francs. »

Broussais, messieurs, attaqua de plus haut les travaux

d'anatomie pathologique auxquels Laennec se livrait
avec tant d'ardeur et de succès. C'est une justice à rendre
à ce violent polémiste, qu'il abandonnait bientôt les
querelles de détail et les arguties sur les faits particuliers ; elles ne lui allaient pas : il avait le goût des jugements synthétiques et absolus, et il était vraiment grand
et redoutable dans ses attaques par la hauteur à laquelle
il tentait de frapper. Il saisit sans peine le point faible
des études exclusives d'anatomie pathologique ; il s'ef-
força de prouver qu'elles étaient sans portée au point de
vue médical ; qu'isolées, elles étaient impuissantes à
fournir au médecin une notion réelle de la nature et du
traitement des maladies. « Que sont, dit-il, les altérations considérées en elles-mêmes et indépendantes des
organes et de leurs propriétés ? Ce sont des faits de pure
curiosité et qui ne sont d'aucune utilité pour celui qui
les étudie. Que m'importe de savoir si le volume, la
forme, la texture de nos parties sont susceptibles d'altérations, si l'on ne m'apprend en même temps ce qu'il
faut faire pour me préserver de ces lésions ou bien pour
m'en guérir si j'en suis affecté ?... Ceux mêmes qui ont
prétendu faire de la connaissance des lésions organiques
une science particulière ne peuvent se dispenser, en
entrant dans leurs sous-divisions, de parler de la cause...
Mais aussitôt que la nécessité de mentionner la cause,
pour distinguer les lésions les unes d'avec les autres, a
été admise, l'histoire de cette lésion se lie à celle de la
cause... On sent donc la nécessité de ne plus séparer
l'histoire de l'inflammation de celle des lésions dont elle
peut être la cause, et bientôt on s'aperçoit que toutes
ces lésions font partie de la connaissance de cet état
pathologique. »

Telle est l'objection, messieurs. Je ne sais, je ne veux
pas savoir si elle a pu s'appliquer avec justesse aux travaux de quelques médecins adonnés à l'anatomie patho-

logique ; en tout cas, elle ne saurait toucher aux travaux de Laennec, inspirés de l'esprit opposé. Laennec, il est vrai, professa l'anatomie pathologique, et il enseigna que celle-ci devait être étudiée à part, comme science indépendante ; il chercha pour cet enseignement une classification naturelle des lésions, afin de les décrire dans l'ordre de leurs affinités ; mais, en enseignant l'anatomie pathologique, Laennec ne prétendait pas enseigner la médecine. L'anatomiste prétend-il enseigner la physiologie ? Que serait cependant la physiologie sans l'enseignement de l'anatomie ? L'étude des lésions n'est pas moins indispensable pour le pathologiste. La lésion, c'est un symptôme plus profondément gravé dans la matière organique, et par conséquent plus résistant, plus durable, et souvent dominant dans l'ensemble des manifestations morbides. C'est un point de ralliement assuré pour les symptômes fugaces, mobiles et changeants, qui se rattachent aux seuls troubles fonctionnels ; la maladie, l'affection essentielle du système vivant n'ont pas d'expression plus accusée et plus importante à bien saisir. Là se borne le rôle de la lésion. L'anatomie pathologique occupe une large place dans l'histoire des maladies ; mais elle ne supprime ni ne subordonne cette histoire ; elle n'est pas la médecine tout entière ; la raison d'être des maladies, et par suite le fondement même de la médecine, sont en dehors d'elle. Nul ne sentit mieux ces vérités que Laennec : il semblait pressentir les erreurs doctrinales auxquelles pouvait conduire le culte exclusif de l'anatomie pathologique ; il les condamnait par avance. Écoutez, messieurs, cette admirable page du *Traité de l'auscultation :*

« Je suis loin de nier l'utilité de l'étude des espèces anatomiques des maladies. Je ne me suis guère occupé d'autre chose, et cet ouvrage même y est tout entier consacré. Je crois que cette étude est la seule base des connaissances positives en médecine, et qu'on ne doit jamais la perdre de vue dans les recherches étiologiques, sous peine de poursuivre des chimères et de se créer des fantômes pour les combattre. Il n'est pas donné à tous les hommes de s'élever comme Sydenham à ce degré de tact médical d'où l'on peut négliger avec quelque sécurité les détails du diagnostic et se diriger dans la pratique de l'art à l'aide des seules indications. Je pense même que cet illustre praticien eût été plus étonnant encore s'il eût pu diriger sur les altérations des organes le talent d'observation qu'il a montré dans l'étude des symptômes et dans l'emploi des moyens de guérir. Mais je crois aussi qu'il est également dangereux d'apporter à l'étude des affections locales une attention tellement exclusive qu'elle fasse perdre de vue la différence des causes dont elles peuvent dépendre, ou, si l'on veut, de leur génie connu ou caché. L'inconvénient nécessaire d'une manière de voir aussi courte est de faire prendre souvent l'effet pour la cause, et de faire tomber dans la faute plus grave encore de considérer comme identiques et de traiter par les mêmes moyens les maladies dans lesquelles les seules altérations visibles sont des lésions semblables sous le rapport anatomique. Cette erreur, qui paraît être celle de quelques praticiens de notre temps, me semble tout à fait inconcevable. Elle peut être la suite d'une application médiocre et superficielle à l'étude de l'anatomie pathologique. Mais je regarde comme impossible qu'un homme doué d'un esprit sage, qui s'occuperait d'une manière suivie, et sans préventions systématiques, de recherches de ce genre, pût persister longtemps dans une pareille illusion. »

Bayle, que Broussais enveloppe avec Laennec dans ses rudes attaques, professe les mêmes idées. La question que nous agitons offre, au point de vue historique et doctrinal, un si pressant intérêt, que je ne résiste pas au désir de vous citer une page de Bayle qui ne pâlira pas après celle que je viens d'emprunter à Laennec. Il est bon de voir quelles sages doctrines inspiraient les fondateurs de l'anatomie pathologique moderne :

« En conseillant l'application de l'anatomie pathologique à l'étude des maladies, nous sommes loin d'approuver les égarements d'un zèle indiscret et irréfléchi. A la vérité, pour donner une histoire exacte des diverses affections organiques, pour établir les caractères spécifiques des maladies que ces ordres comprennent, pour reconaître celles qui sont de la même nature, sous toutes les formes qu'elles peuvent prendre, il faut surtout s'éclairer des lumières de l'anatomie pathologique; mais cette manière d'étudier les maladies organiques n'exclut pas une étude approfondie de leurs symptômes, de leur marche et de leur traitement; son utilité se borne à fournir un nouveau moyen de rapprocher celles de ces maladies qui sont d'une même nature, et de les distinguer de celles qui, malgré la ressemblance de leurs symptômes, sont cependant d'une nature tout à fait différente, et appartiennent à un autre ordre de maladies. On se ferait une idée bien fausse de l'anatomie pathologique, si l'on imaginait qu'elle peut fournir quelque éclaircissement sur l'essence des maladies organiques, sur leur cause prochaine, sur le mécanisme de leur formation. L'anatomie pathologique, comme nous l'avons déjà dit, ne fait connaître que des lésions organiques.

» C'est en vain qu'on se flatterait de découvrir par des recherches faites après la mort, l'origine des maladies organiques. Les ouvertures de cadavres nous laissent à cet égard dans l'obscurité la plus profonde. Elles ne nous éclairent pas davantage sur la cause immédiate de la mort. Comme bien des gens se persuadent que les ouvertures de cadavres deviennent surtout utiles en faisant connaître la cause immédiate de la mort, il sera néces-

saire d'entrer dans quelques détails à ce sujet ». Et Bayle
continue sa belle démonstration et prouve que c'est dans
la vie même et dans ses troubles propres qu'il faut aller
chercher la cause immédiate de la mort, « excepté, dit-il,
dans quelques cas rares, tels que celui de la rupture d'un
sac anévrysmal, celui d'un épanchement de sang très-con-
sidérable dans le cerveau, etc. » (Bayle, article ANATOMIE
PATHOLOGIQUE, 2ᵉ partie. — *Dictionnaire des sciences médicales;* la 1ʳᵉ partie de l'article est de Laennec).

Pourquoi de si excellents préceptes ont-ils été parfois
méconnus? Si Broussais eût averti les médecins du dan-
ger qu'il y avait à les oublier, nous n'aurions qu'à applau-
dir à ses paroles; mais accuser de cet oubli ceux-là
qui jettent le cri d'alarme, n'est-ce pas un étrange éga-
rement de polémique? Laennec soupçonné de supprimer
la médecine au profit de l'anatomie pathologique, et de
séparer l'étude des lésions de l'étude des maladies!
Était-il besoin pour répondre d'invoquer des déclarations explicites, et ne suffisait-il pas de dire que Laennec était l'auteur du *Traité de l'auscultation médiate?* Quel
livre a su mieux rattacher les lésions et leur développement progressif à la marche de la maladie, et, dépassant
la lésion produite, atteindre plus sûrement à la cause
productrice?

Mais cette déviation de l'anatomie pathologique, ré-
prouvée par Laennec, et qui consiste à faire de la lésion,
non l'effet de la maladie, mais sa cause réelle, qui donc
la produisit comme le dogme nouveau de la médecine,
qui, sinon Broussais lui-même? Quelques lignes, messieurs, vont vous en faire juge : « Les premiers médecins
qui ont cultivé l'anatomie pathologique, dit Broussais,
n'ont eu pour but que de compléter l'histoire des maladies en cherchant leurs effets dans les organes, après la
mort; recherche bien importante que n'avait pu faire
l'antiquité. Bientôt les découvertes qu'ils font dans l'in-

térieur des cadavres leur inspirent de nouvelles idées. D'effets qu'elles étaient d'abord à leurs yeux, les lésions organiques tendent à devenir causes des maladies; mais ce renversement d'idées est extrêmement difficile, car il exige la destruction des entités morbides consacrées par l'autorité de tous les siècles... Il faut beaucoup de temps pour que ces changements s'effectuent. Les entités pathologiques sont bien puissantes, on fait tout son possible pour les concilier avec les découvertes de l'anatomie pathologique, et l'on ne se doute pas encore de l'impossibilité de cette conciliation. » (*Examen des doctrines*, ch. xxiv, dernière édition.) Et c'est l'homme qui déclarait la lésion cause de la maladie, c'est-à-dire la maladie réelle et entière, qui accuse les anatomo-pathologistes de se livrer à des études de pure curiosité, et de cultiver une science indûment séparée de la médecine? Quelle contradiction ! Il est vrai que pour lui, lésion et inflammation se supposent et se valent ; toute lésion est le produit d'un agent irritant lésant un organe ; la maladie est toute là, et la science toute dans cette notion. Nous verrons bientôt celui qui émet ces théories accuser d'ontologie ceux qui, comme Laennec, ne reconnaissent pas à l'agent irritant ce rôle d'une chimérique omnipotence, et qui demandent en quoi cette irritation toujours présente et agissante, frappant directement ou par sympathie tous les organes, revêtant les formes les plus diverses, engendrant les effets et les produits les plus dissemblables, ne serait pas une entité, aussi bien et plus encore que les affections primordiales et essentielles du système vivant.

Il est un autre reproche contre lequel Laennec eut à se défendre, et que Broussais dirigea en particulier contre l'histoire anatomique et pathologique des produits accidentels sans analogues. *Toute cette histoire*, dit Broussais, *rentre dans les principes du fatalisme.* La marche du tu-

bercule et du cancer, telle que la retrace Laennec, n'est-
elle pas, en effet, fatale? Que peut la médecine contre
ces êtres qui s'établissent au sein de l'organisme, et qui
naissent, croissent et se désorganisent suivant des lois
nécessaires? Combien la doctrine de l'irritation est plus
consolante que ces désespérantes conceptions! Le tubercule et le cancer ne sont qu'un produit de l'irritation
des organes; rien, en conséquence, de plus aisé que de
les prévenir et de les arrêter; il n'y a pour cela qu'à prévenir ou à éteindre l'irritation des organes. Le médecin
physiologiste peut toujours, s'il intervient à temps, em-
pêcher l'éclosion de la phthisie tuberculeuse et du cancer : appliquer des sangsues sur les organes souffrants,
ou disposés à souffrir; deviner l'inflammation à ses premiers et faibles signes; employer les révulsifs si les an-
tiphlogistiques locaux et généraux n'ont pas suffi; pres-
crire un régime sévère d'où soient rigoureusement
bannis la longue liste des excitants, se garder même
des plus inoffensifs, car la muqueuse de l'estomac s'ir-
rite sous les moindres influences, et la gastrite la plus
légère ou cachée n'en est pas moins capable de déterminer par sympathie l'irritation des viscères les plus variés,
et de provoquer ainsi tubercules et cancer; tout le se-
cret est là. Le médecin qui connaît la puissance de ces
armes et sait les employer, n'a plus à redouter, comme
les praticiens empiriques et les savants fatalistes ou ontologistes (car fatalisme et ontologisme sont tout un ou
se supposent), n'a, dis-je, plus à redouter les ravages qui
sévissent ailleurs. Il devient plus fort que les terribles
fléaux de la phthisie et du cancer; il pourrait à la rigueur, en délivrer l'humanité; et Broussais s'en vantait;
il affirmait que par une méthode antiphlogistique très-
active, *il rendait dans ses salles la phthisie très-rare,
quelle que fût la disposition constitutionnelle des individus
à devenir victimes de cette cruelle maladie.* N'est-ce pas là

une médecine triomphante, et les horizons qu'elle ouvre
ne sont-ils pas préférables à ces sombres tableaux que les
anatomo-pathologistes semblent se complaire à tracer,
et dont Laennec le *fataliste* et le *sophiste* (épithètes de
prédilection que lui accorde Broussais) a encombré sans
profit la science?

La réponse de l'auteur du *Traité de l'auscultation* à ces
imputations est aussi simple et brève que celles-ci sont
déclamatoires et incessamment reproduites : «Je pense,
il est vrai, disait-il, qu'il y a beaucoup de maladies que
nous ne savons ni prévenir, ni guérir, au moins d'une
manière certaine et incontestable. Il ne s'agit pas, ce me
semble, de savoir si cela est triste ; il s'agit de savoir si
cela est vrai. » Ces quelques lignes ne suffisaient-elles
pas à mettre la réalité des choses au lieu et place de l'u-
topie que prêchait Broussais? Mais la réponse de Laennec n'est pas toute là ; elle est encore dans sa belle dis-
cussion sur l'étiologie du tubercule. Cette étiologie,
Laennec ne la sonde pas, sans doute, dans toutes ses
profondeurs ; les vraies origines lui demeurent souvent
voilées, ou du moins il n'en distingue pas toujours les
caractères pratiques et variés. La phthisie tuberculeuse
lui paraît trop simple et trop une ; les temps n'étaient
pas encore venus de résoudre certains problèmes patho-
géniques ; à peine, aujourd'hui, commençons-nous à les
entrevoir nettement. Mais s'il est des vérités que l'avenir
réservait, il en était de pressantes au temps de Laennec,
et celles-là, il les aborde et les tranche avec sa droiture
d'observateur et de savant. *Les tubercules sont-ils le produit
de l'inflammation ?* Telle est la question qu'il pose à l'en-
contre des doctrines de l'école physiologique.

Cette question, Laennec la résout avec une abondance
de lumières qui force les convictions. Il démontre que
l'inflammation ne saurait jouer le rôle de cause propre
et productrice du tubercule; il ne lui accorde que le rôle

de cause occasionnelle. L'inflammation peut provoquer la genèse du tubercule; mais elle ne l'effectue pas; la vie offre d'autres perversions, d'autres déviations du type normal que l'inflammation. « On conçoit, dit Laennec, et l'on peut même dire que l'on voit dans beaucoup de cas une perversion de diverses actions organiques et de la nutrition, par exemple, qui n'est accompagnée d'aucun surcroît d'action; et n'est-il pas plus conforme à la raison d'attribuer la formation des tubercules, des cancers et des autres productions accidentelles à une simple perversion d'action, que de les attribuer à une irritation qu'on ne peut plus définir dès qu'on veut lui faire produire de pareils effets? »

Le jugement de Laennec sur ce point capital de pathogénie fut accepté bientôt, et souvent par ceux-là mêmes que les opinions de Broussais avaient un instant entraînés. Un des plus illustres survivants des temps de lutte qui nous occupent, et l'un de ceux qui comprirent les premiers la portée des découvertes que l'on devait à Laennec, un éditeur enfin du *Traité de l'auscultation*, M. le professeur Andral, se rendit à ces démonstrations, et eut l'honnête courage de revenir des théories qu'il avait d'abord embrassées. « Plus j'ai observé et étudié, dit M. Andral, toutes les circonstances de la formation et du développement des tubercules, et plus je suis arrivé à adopter les opinions de Laennec sur la part que l'inflammation peut prendre à leur naissance. Tout en établissant, dans la première édition de ma *Clinique médicale*, l'existence nécessaire d'une prédisposition sans laquelle je n'admettais pas que les tubercules pussent se former, j'avais cependant pensé qu'un certain degré d'hypérémie active devait les précéder. J'ai modifié cette dernière manière de voir dans la dernière édition de ma *Clinique*, ainsi que dans mes cours et dans mon *Anatomie pathologique*; et aujourd'hui je reste convaincu

qu'il n'y a aucun lien nécessaire entre la production de
la matière tuberculeuse et l'existence d'une irritation
antécédente, qui amènerait à sa suite une congestion,
puis un tubercule. » (*Traité de l'auscultation*, par
M. Andral, t. II, p. 92.) L'éminent professeur poursuit
dans une note étendue le plein développement de ces
idées, et il renforce des plus fortes preuves celles émises
par Laennec.

Cette étiologie de la genèse du tubercule conduit-elle,
comme Broussais l'en accuse, à mépriser l'action des
causes irritantes, même de celles qui agissent spéciale-
ment sur les organes pulmonaires? « L'école de Laennec,
dit Broussais, refuse de reconnaître l'irritation pour une
cause de tubercules; il est clair que cela la conduit à
permettre aux causes irritantes d'agir sur les organes où
peuvent se développer les tubercules. Ainsi, pour être
conséquents, ces médecins ne doivent prendre aucune
précaution contre le froid qui fait agir le poumon aux
dépens de la peau et de l'appareil urinaire; contre l'exercice de la voix, de la parole, du chant, des instru-
ments à vent ; contre le régime stimulant, les marches
précipitées, etc. » Accusation aussi peu fondée que
les autres. Laennec n'admettait-il pas l'inflammation
comme cause occasionnelle du développement des tubercules? Ne consacrait-il pas, par cela seul, l'influence
funeste des agents capables de produire l'irritation ou
l'inflammation des organes respiratoires? Mais les distinctions étiologiques qu'il émettait le mettaient en garde
contre les illusions d'une prophylaxie étroite ou vaine ;
il savait que l'exercice de la parole, du chant, que le régime stimulant et les marches précipitées, ne rendent
phthisiques que ceux qui portent en eux une prédisposition fatale, et la diathèse prête à éclater. Il savait, par
contre, qu'une prophylaxie efficace doit remonter plus
haut, et avoir surtout en vue une modification générale,

profonde et persistante de la vie propre de l'individu.

Je vous ai entretenus un peu longuement peut-être, messieurs, des travaux anatomo-pathologiques de Laennec ; j'ai tenu à vous en montrer l'esprit et les tendances ; j'ai reporté cette œuvre au milieu des contradictions qu'elle avait soulevées, afin de vous la mieux faire apprécier, afin de vous initier aux discussions de cette période agitée de notre histoire et de vous montrer le vrai caractère des figures qui la dominent. J'avais encore une raison, et plus pressante que toutes celles-là, d'insister sur cette partie de l'œuvre de Laennec : c'est qu'à mon sens elle donne la clef des autres conquêtes dues à ce grand médecin. Si en sémiologie et en pathologie proprement dite, Laennec a ouvert de si lumineuses voies, c'est qu'il s'appuyait sur les plus profondes connaissances d'anatomo-pathologie ; diminuez-le de ce dernier côté, vous l'amoindrissez de l'autre, vous frappez d'impuissance ses efforts, vous les étouffez dans leur germe.

Que vous dirai-je, messieurs, des étonnants progrès que la sémiologie doit à Laennec ! Qu'ajouterai-je au chœur unanime des médecins sur ce sujet ! Toutes les formules d'admiration ont été épuisées, et les plus expressives sont les plus justes. Ouvrez un livre qui doit se trouver dans presque toutes vos mains, le *Traité pratique d'auscultation* : « Quelle impulsion nouvelle, disent MM. Barth et Roger, reçut la sémiotique lorsque fut inventée l'auscultation ! Que de progrès dans la connaissance des maladies, et par suite dans leur traitement ! Quels services rendus à la plus utile des sciences par cette précieuse découverte que l'art médical a accueillie avec reconnaissance, et qui fera placer son auteur au-dessus d'Avenbrugger et à côté d'Hippocrate ! » La distance d'Avenbrugger à Hippocrate

est peut-être trop grande pour que la place de Laennec
y soit bien marquée. A côté d'Hippocrate, soit, avec tous
les grands législateurs de l'art parmi lesquels Laennec
compte désormais; au-dessus d'Avenbrugger, est-ce
assez dire? Sans comparer entre elles l'auscultation et
la percussion, sans montrer à quel point la première est
plus fine, plus pénétrante, traduit des états organo-
pathiques plus variés et plus obscurs, on ne peut oublier
qu'Avenbrugger n'a vraiment laissé qu'une ébauche de
la percussion. Cette ébauche, d'autres maîtres l'ont finie,
mais le médecin de Vienne ne semble pas avoir pres-
senti quelles ressources il léguait à nos efforts de diagnostic.

Combien Laennec a dépassé ce modèle! Il n'a pas seulement jeté des germes sur un sol inconnu, laissant à ses
successeurs le soin de recueillir la moisson semée, après
lui avoir laissé produire tous ses fruits; non, Laennec
lui-même, en quelques années avait récolté tous les fruits,
et il avait donné à l'auscultation les merveilleux développements que vous lui connaissez. Écoutez encore sur
ce point les paroles si autorisées de MM. Barth et Roger :
« Ce qu'il faut admirer, disent-ils, autant que la découverte elle-même, c'est la perfection à laquelle son auteur
l'a portée; ce sont les ressources que Laennec a su en
tirer, moissonnant à pleines mains dans ce nouveau champ
d'observation, et laissant à peine de quoi glaner à ses
successeurs. Ce qu'on ne saurait contester, c'est la révo-
lution qu'il a opérée dans le diagnostic des maladies de
poitrine; c'est l'impulsion qu'il a donnée à la science à
l'aide de ce puissant levier. Malgré les travaux accumu-
lés des observateurs de tous les âges, malgré les efforts
d'Avenbrugger, le diagnostic des affections thoraciques,
si communes qu'elles enlèvent plus d'un tiers des générations humaines, restait rempli d'incertitude et d'obscurité, et voilà qu'une éclatante lumière remplace ces té-

nèbres, et que Laennec, son livre à la main, répond par
un cri de triomphe à l'exclamation douloureuse de Baglivi : *O quantum difficile est curare morbos pulmonum ! O
quantum difficilius eosdem cognoscere !* »

On peut sans crainte d'exagérer, messieurs, appeler
nationale la gloire que la découverte de l'auscultation a
valu à la médecine française. Il faut le reconnaître, depuis longtemps les hautes figures, celles à qui il est donné
d'imprimer les fortes impulsions, ne nous appartenaient
pas. Harvey, Haller, Morgagni, avaient fait surgir sur
une autre terre que la nôtre la circulation du sang, la
physiologie expérimentale, l'anatomie pathologique. Les
initiatives hardies et fécondes nous semblaient refusées ;
l'auscultation sortant parfaite des mains de Laennec,
nous valut une éclatante revanche. Elle a rendu la médecine du monde notre tributaire de tous les jours, de
tous les instants pour ainsi dire ; création immortelle,
elle sera de tous les temps, et n'en viendra jamais à des-
cendre honorablement dans le pur domaine historique
comme un progrès utile au moment où il parut, mais
que d'autres progrès ont effacé, pour n'en plus laisser
que le souvenir aux érudits du passé. Non, l'auscultation
ne pourrait disparaître qu'avec la science elle-même, et
avec la civilisation que la science guide et éclaire.

Il est ordinaire, messieurs, qu'un créateur se com-
plaise dans son œuvre, et que le spectacle de sa création
efface pour lui tous les autres spectacles. Il fut loin d'en
être ainsi pour Laennec. Vous avez entrevu l'étendue et
l'éclat de ses travaux d'anatomie pathologique ; je vous
montrerai bientôt qu'il sut non moins bien observer la
nature vivante, et porter, dans l'analyse des faits morbides et dans le discernement de leur vrai caractère, le
même génie pénétrant, la même fermeté de jugement.
Néanmoins, Laennec ne se refuse pas de montrer tout ce
que l'art du diagnostic peut faire à l'aide des procédés

qu'il nous apporte, et des signes dont il nous apprend la valeur ; il aime parfois à mettre en relief les obscurités et les erreurs qui enveloppent la connaissance de certains états organiques, et la certitude avec laquelle l'auscultation révèle ces mêmes états. C'est ainsi que dans sa magnifique étude du pneumothorax il fait valoir les difficultés insurmontables dont était entouré le diagnostic de cet état local ; et combien au contraire, le signe qu'il a découvert, et qui depuis lui s'appelle le tintement métallique, donne de facilité et d'assurance à ce diagnostic. Il montre que la percussion entre les mains d'Avenbrugger et de Corvisart n'avait jamais fait reconnaître un pneumothorax ; il rappelle, en outre, fait plus décisif pour lui, que l'homme le plus habile de son temps dans l'art du diagnostic, Bayle, n'a pu porter le diagnostic de la maladie dans aucun des cinq cas de pneumothorax dont les *Recherches sur la phthisie* contiennent l'histoire.

Mais avec quels ménagements Laennec expose les erreurs de diagnostic qu'il surprend chez son condisciple et ami ! Il semble ne mentionner ces erreurs que pour en tirer l'occasion de tracer un de ces portraits touchants et convaincus, qui n'honorent pas moins celui qui les écrit que celui dont ils font revivre la mémoire. Permettez-moi de vous le citer, messieurs, c'est le portrait d'un véritable homme de bien que l'amour de la science consuma avant l'âge : « Bayle était cependant un des praticiens qui ont jamais porté le plus loin l'exactitude du diagnostic. Peu d'hommes ont réuni à un aussi haut degré les qualités qui font un bon médecin et un habile observateur. Son coup d'œil scrutateur et pénétrant pouvait le faire reconnaître pour tel au premier abord ; et pour peu qu'on le pratiquât, on trouvait en lui un esprit aussi sage qu'étendu, et une instruction vaste, acquise par des lectures bien choisies, et par des travaux pratiques dont la longueur et l'assiduité paraissent au-dessus des forces humaines. Doué d'une grande force d'attention et d'une patience que rien ne pouvait rebuter ou fatiguer, l'application semblait chez lui une chose toute naturelle, et aucun de ses amis ou des compagnons de ses travaux ne s'est jamais aperçu que la lassitude, le découragement ou la négligence lui aient rien fait omettre de ce qu'il convenait de faire..... Le seul sentiment du devoir lui suffisait pour s'occuper avec autant de soin des malades qui ne lui promettaient rien sous le rapport de l'instruction, que de ceux dont l'état était plus propre à piquer la curiosité d'un observateur de profession tel que lui : et ordinairement, c'est en examinant avec attention les cas qui paraissent les plus simples que l'on en rencontre beaucoup d'extraordinaires. Cependant, dans ceux dont il s'agit il n'a pas reconnu la maladie ; et dans deux cas même il ne paraît pas avoir fait attention au pneumothorax (il s'agit ici du pneumothorax révélé à l'autopsie), quoique ses descriptions indiquent suffisamment que cette affection existait. »

Muni des deux puissants leviers que donnent au médecin l'étude des lésions et celle des signes des maladies, Laennec porta ses investigations sur les états morbides eux-mêmes. Ce qu'il savait n'était pour lui que moyen d'apprendre et de porter plus avant son regard et ses méditations de clinicien. Ici encore, messieurs, nous allons retrouver la même force d'observation ; et la science des états morbides, celle surtout des états symptomatiques doit à Laennec des progrès non moins saillants que ceux qu'il avait réalisés en anatomo-pathologie et en sémiotique.

Laennec, avec son génie libre et impatient des vaines formules, se dégage tout d'abord des liens d'une scolastique impuissante : il ne fait nul usage de ces divisions

chères aux nomenclateurs, que l'on applique indistinc-
tement aux maladies les plus diverses et qui étouffent en
elles la vie, les caractères propres de l'affection, les al-
lures spontanées de la maladie ; il ignore absolument le
nominalisme nosologique auquel se complaisent tant de
savants, et dont Pinel était alors le représentant déco-
loré. Non, Laennec va droit aux réalités, il puise ses
distinctions dans l'observation directe de l'organisme
malade; n'obéissant à aucune idée systématique, il ne
cherche pas à atteindre aux causes prochaines, et il n'é-
difie pas ses conceptions nosologiques sur le mécanisme
et l'action de ces causes ; il constate et il décrit. S'il ex-
celle dans l'étude des maladies accompagnées de lésions
de structure, il ne repousse pas celles qui offrent des
altérations humorales, ni celles qui reconnaissent pour
principe les altérations de ce qui imprime le mouvement
(τὰ ὁρμῶντὰ), suivant l'expression hippocratique qu'il aime
à employer. C'est ainsi qu'il procède à l'étude des maladies de la poitrine.

Dès le début, Laennec montre combien il est supérieur
aux étroites idées de localisation morbide que l'anatomie
pathologique mal comprise inculque parfois. Lui, le
chef avoué des anatomo-pathologistes d'alors, ne va pas
évoquer la bronchite comme type des maladies de la
muqueuse des bronches ; il ne forge pas non plus un
nom nouveau, à son usage ; il reprend une ancienne expression, celle de catarrhe, pour se dégager de l'idée
systématique d'inflammation, sachant bien que souvent
le catarrhe est d'une autre origine, et traduit d'autres
affections de l'économie vivante. C'est une magnifique
histoire, messieurs, que celle du catarrhe tracée par
Laennec ; elle forme l'un des plus beaux chapitres du
beau livre de l'auscultation médiate. Quel juste sentiment de la nature dans la division des diverses espèces
de catarrhe ; avec quelle sagacité et quelle expérience

clinique chaque espèce est nettement caractérisée ;
comme les indications qui répondent à chacune sont
magistralement discernées ! Que d'observations neuves
et profondes ! Je ne puis les rappeler toutes ; elles sont
en grand nombre tombées dans le domaine commun ;
elles sont si bien acquises et paraissent si naturelles, que
nous oublions volontiers celui à qui nous les devons. Tel
est, par exemple, le fait de la bronchite considérée
comme symptôme des fièvres continues. Ce fait clinique
si intéressant et souvent si important à connaître, c'est
Laennec qui nous l'a révélé. Écoutez ce court alinéa
de l'article consacré aux catarrhes symptomatiques :
« Un des résultats les plus intéressants que m'ait
donné l'auscultation, est l'existence constante d'un catarrhe pulmonaire latent ou manifeste pendant toute la durée des fièvres continues. Au début, et le plus souvent pendant tout le cours de la maladie, le catarrhe est latent, sans
toux et sans expectoration, et ne peut être reconnu qu'à
l'aide du stéthoscope. Il se démasque quelquefois aux ap-
proches des crises. Les crises par les crachats, observées
par les anciens praticiens et que j'ai eu souvent occasion
de voir moi-même, ne sont pas autre chose. »

Que de remarques encore plus pénétrantes, plus avan-
cées, si je puis m'exprimer ainsi, dans l'intimité de la
nature et de la réaction morbide ; écoutez celle-ci : « J'ai
souvent admiré, dit Laennec dans ce même article, dans
des fièvres qui se terminaient par une crise parfaite,
qu'au moment même où un dépôt briqueté paraissait dans
les urines, tous les signes, même stéthoscopiques, d'un
catarrhe très-intense et très-étendu se dissipaient à la
fois avec le coma, le météorisme, la fréquence du pouls,
la chaleur et l'enduit terreux de la peau. » Il en est
certainement ainsi dans la crise du typhus contagieux.

Le catarrhe qu'amènent les diathèses goutteuse et her-
pétique ne lui avait pas échappé : « Les goutteux, dit-il,

sont très-sujets aux catarrhes pulmonaires, surtout lorsque la goutte a cessé d'être régulière. Le catarrhe prend
ordinairement chez eux la forme de catarrhe muqueux
chronique ou de phlegmorrhagie, et devient quelquefois
suffocant. » Je m'arrête, ce chapitre de la pathologie de
la poitrine est d'une incomparable richesse, et l'étudier
à fond nous mènerait trop loin. « Laennec, dit M. Pidoux dans l'introduction du *Traité de thérapeutique*,
Laennec renfermant son observation dans une cavité
splanchnique, eut la puissance d'en faire sortir toute une
nosologie. Le médecin qui sait le lire, y trouve les fièvres,
les phlegmasies, les hémorrhagies, les névroses, les lésions organiques et la plupart des diathèses. Toutes
viennent là manifester leurs principaux effets, et s'exposer, si nous pouvons ainsi dire, à la rigueur du diagnostic moderne. L'histoire des catarrhes, cette belle répa-
ration faite à la sagacité clinique des anciens, représente
à elle seule, comme dans un petit *spécimen*, tout le cadre
nosologique. »

L'histoire de la dilatation chronique des bronches
appartient presque entière à Laennec ; il peut réclamer
aussi celle de l'emphysème pulmonaire, celle de l'œdème
du poumon, de l'apoplexie pulmonaire, de la gangrène
du poumon ; à tous ces états, il n'assigne pas seulement
les caractères symptomatiques qui leur appartiennent, il
définit encore avec une précision rarement en défaut
leurs caractères nosologiques, et les conditions étiologiques dont ils dépendent.

Laennec ne s'applique pas exclusivement à tracer
les formes *régulières* et *manifestes* des maladies ; il est
non moins habile à déceler leurs formes *irrégulières* et
latentes. Ces dernières formes l'occupent souvent ; il
aime à y porter son habileté pratique et à y appliquer les
ressources nouvelles dont il a enrichi l'art du diagnostic.
Il décrit les catarrhes latents, les péripneumonies la-

tentes, les pleurésies latentes, la phthisie latente. Son
infatigable antagoniste le poursuit sur ce sujet, et, pour
railler plus sûrement, il défigure cette belle et simple
notion de maladie latente au point de la travestir en la
plus ridicule idée. « Suivant Laennec, dit Broussais, la
phthisie latente longtemps prise pour une autre maladie,
se démasque quelques semaines ou seulement quelques
jours avant la mort. Entendrons-nous encore longtemps
ce jargon figuré, si peu fait pour une science telle que la
nôtre ? Qu'est-ce en effet qu'un être malicieux qui se
cache d'abord, et n'ôte son masque que lorsqu'il est sûr
de son coup ? Malheur aux praticiens qui prendraient à
la lettre un tel langage ! » Est-il besoin de vous dire que
cette supposition d'un être malicieux appartient tout entière à Broussais, et que Laennec n'a jamais commis une
expression qui pût la motiver ?

Les états morbides avec lésion ne sont pas les seuls
sur lesquels Laennec fixe son attention. Si l'asthme, par
exemple, est souvent symptomatique, et si, mieux que
personne, Laennec sait le rattacher comme symptôme
aux états organiques qui le provoquent, il sait aussi que
l'asthme peut exister sans aucune lésion concomitante,
ou que celle-ci peut être l'effet de l'asthme et non sa
cause ; il réfute l'opinion des anatomo-pathologistes qui
nient formellement la possibilité de l'existence d'un
asthme spasmodique ; et il invoque pour démontrer celui-ci l'anatomie, la physiologie, l'observation clinique.
Il réforme pareillement l'opinion de ceux qui avaient
cru trouver dans l'ossification des artères coronaires du
cœur la raison anatomique de l'angine de poitrine, et
prouve que celle-ci se montre non-seulement sans cette
lésion, mais encore sans nulle lésion soit du cœur, soit
des artères ; et il conclut à la nature nerveuse de cette
affection. Il recherche ensuite le siége probable de cette
névralgie, et, d'après l'analyse des faits, il émet l'opinion

que le siége de cette maladie peut varier, et celle-ci occuper le plexus cervical superficiel, se prolonger dans les nerfs nés du plexus brachial, ou encore frapper le nerf pneumogastrique. Laennec ouvrait ainsi les voies à la saisissante étude des névralgies qui, depuis lui, a reçu de si nombreux et beaux développements.

J'énumère tous ces faits, messieurs, pour vous bien faire sentir quelle souplesse et quelle largeur Laennec portait dans son observation. Jamais rien d'exclusif dans ses opinions; ce qu'il avait vu d'un côté ne l'empêchait pas de regarder et de voir du côté opposé; ou mieux les oppositions que les esprits étroits imaginent n'existaient pas pour lui, elles disparaissaient en entrant dans l'ample sein de la science, soumises qu'elles y étaient à une unité supérieure. Intelligence ouverte à toutes les vérités médicales, Laennec ne repoussait rien, ni de ce que le progrès du jour amenait, ni de ce que les saines traditions et l'observation des grands maîtres consacraient. Il en donna la preuve au sujet de deux questions capitales qui forment, à bien dire, la doctrine des maladies aiguës, comme l'étude des diathèses livre la doctrine des maladies chroniques. Ces questions, trop souvent défigurées, sont l'influence des constitutions médicales et l'essentialité des fièvres.

Laennec avait porté toute son attention de clinicien sur les constitutions médicales annuelles ; il a même publié la relation de deux constitutions médicales observées par lui à Paris : l'une, de 1807, a été écrite en collaboration avec Leroux, Bayle, Fizeau; la constitution de l'année 1813 est son œuvre exclusive. Laennec ne croyait pas seulement aux constitutions annuelles des maladies régnantes ; il proclamait encore l'existence de constitutions plus générales et plus persistantes, de celles que l'école de Vienne, et Stoll en particulier, appelaient stationnaires; il signale, à ce sujet, le changement survenu en 1804 dans la constitution stationnaire des maladies. Je vais laisser le maître s'exprimer lui-même sur ces points culminants de l'observation médicale : « Pendant la longue constitution bilieuse, dit Laennec, qui a régné à la fin du siècle dernier, presque tous les médecins étaient devenus humoristes : De Haën combattait la bile et la saburre par la diète et les délayants à haute dose ; Stoll par des émétiques répétés ; et, dans le même temps, Finke employait avec succès ce dernier moyen dans la péripneumonie, la pleurésie et les autres affections inflammatoires. Mais ces habiles praticiens savaient modifier leurs méthodes suivant les indications ; et si la constitution régnante eût changé brusquement, ils auraient aussi su reconnaître que les maladies avaient changé de nature, quoiqu'elles n'eussent pas changé de nom. Un grand nombre de leurs disciples, au contraire, ont continué de faire un emploi abusif des purgatifs et des vomitifs jusque dans ces dernières années, et malgré le caractère éminemment inflammatoire qu'ont pris, depuis 1804, les maladies régnantes.

» Il est des esprits qui, lors même qu'ils ne manquent ni d'étendue ni de pénétration, semblent destinés, en quelque sorte, à se mouvoir dans une seule ligne, et à qui il est impossible de voir le même objet de plus d'un point de vue. Brown, frappé sans doute d'une épidémie qui régnait sous une influence adynamique, s'écrie : « Qui a jamais vu un péripneumonique cracher du sang ? » et il prescrit les toniques et les excitants dans les maladies inflammatoires. Plus souvent encore, et dans des temps divers, on a vu des praticiens du nombre de ceux qu'un plaisant qualifiait du titre de *laniodoctores*, continuer, sous une constitution asthénique, le fréquent usage de la saignée, qui leur avait réussi sous une constitution inflammatoire. Aucune méthode n'est blâmable absolument et en elle-même ; il est

certain que l'alcool est quelquefois un excellent antiphlogistique, et que les saignées générales ou locales sont
souvent fort utiles dans les fièvres dites putrides; mais
combien peu d'esprits sont capables de s'élever au sage
tâtonnement de Sydenham, et d'abandonner leurs théories au moment où change le génie propre des constitutions médicales ! Sans doute, il serait plus commode de
pouvoir s'en tenir avec sécurité à une seule méthode ;
l'art ne serait plus long, et l'expérience aurait enfin donné
un démenti à cette sagesse antique dont le mépris est
un caractère commun à tous les hérésiarques de la médecine. » Cette page toute hippocratique ne respire-
t-elle pas la science la plus libre, un art excellent, une
expérience consommée des hommes et des choses?

La question des fièvres, plus grave et plus haute encore,
passionnait singulièrement, au temps de Laennec, le
monde médical. Ces maladies sont-elles générales et
essentielles, c'est-à-dire sont-elles des entités morbides
distinctes et traduisant une affection primitivement générale du système vivant? La science, par le concours
jusqu'alors unanime des médecins, avait répondu affir-
mativement, et la classe des fièvres était inscrite en tête
de toutes les nosologies. Broussais vint, et contre tout le
passé de la médecine, contre même tout le présent, il
nia résolûment l'existence nosologique des fièvres, et
affirma que celles-ci étaient de simples affections symptomatiques d'une inflammation locale primitive. Cette
inflammation, ajoutait-il, est celle de la muqueuse de
l'estomac et de l'intestin; aux fièvres il substitua la gastrite et la gastro-entérite. Par quels efforts étonnants de
polémique Broussais en vint-il à entraîner, à subjuguer
une grande partie des générations qui l'écoutaient? je
n'ai pas à vous le raconter ici; je veux seulement vous
dire qu'en face de Broussais, et nonobstant les entraînements irréfléchis de l'opinion, Laennec maintint énergi-

quement le grand dogme de l'essentialité des fièvres ; et
vous savez, messieurs, par tous les enseignements que
vous recevez, si la science en a définitivement consacré
la vérité.

Vous devinez si Broussais dut pardonner à Laennec
une opposition qu'il considérait volontiers comme une
injure personnelle. La croyance aux fièvres, voilà peut-
être la vraie et l'unique origine des accusations dont il
poursuivit les travaux de l'auteur du *Traité de l'auscultation*. D'autant plus que tout se tient ; qui croit aux fièvres
et refuse de les regarder comme effets d'une inflammation locale croira aux diathèses scrofuleuse, tuberculeuse,
cancéreuse, goutteuse, et refusera de regarder le tubercule, le cancer, les typhus comme produits de l'inflammation. Tout cela indignait Broussais ; et cette logique de
notre illustre auteur, il cherchait à la présenter comme
une absurde contradiction. Écoutez, en effet : « Laennec
est un homme opiniâtre, dominé par un petit nombre
d'idées fixes, et n'épargnant pas les sophismes pour les faire
prévaloir ; ce qui le conduit souvent aux contradictions.
Exemples : il soutient la doctrine humorale des anciens
sur l'essentialité des fièvres, en témoignant pour eux la
plus grande vénération, et fait toutes sortes d'efforts pour
ridiculiser l'opinion des modernes, qui pensent que les
inflammations peuvent produire les tubercules, les squir-
rhes, les cancers, etc. ; et le principal motif de sa dérision
est que cette opinion n'est que la reproduction des théories surannées des classiques, qui prétendaient que l'indu-
ration blanche était une des terminaisons de l'inflammation. »

Ailleurs, les sarcasmes de Broussais revêtent une autre
forme et si inattendue qu'on pense rêver en lisant : « Les
fièvres, dit Broussais, que notre auteur (c'est toujours
Laennec) affecte de nommer essentielles, parce qu'il est
l'amant du vague et de l'insubstantiel.... » Il ajoute plus

bas qu'il est des genres de cerveaux qui ne reculent pas devant cette absurdité, et il appelle ensuite tout cela le jargon des spiritualistes ou ontologistes, ce qui est tout un suivant lui; ailleurs, il dit que depuis la première jusqu'à la dernière page de son ouvrage, Laennec tombe à chaque instant dans les contradictions et les absurdi-tés; qu'il n'a à son service que les sophismes et les sub-tilités pour dissimuler la faiblesse de ses raisonne-ments; etc., etc.

Vous voyez, messieurs, où la passion peut conduire et quel langage, à un moment donné, s'est parlé dans notre science. Laennec amant du vague et de l'insubstantiel, lui l'anatomo-pathologiste consommé, le savant qui avoue ne s'être guère occupé durant sa vie que des es-pèces anatomiques des maladies, l'observateur accompli à qui nous devons l'auscultation !

Broussais avait un mot, messieurs, par lequel il résu-mait toutes ses accusations contre la pathologie de Laen-nec, et contre ceux qui comme lui ne cédaient pas aux exigences systématiques de la médecine dite physiolo-gique : ce mot, ce blâme suprême, c'était l'ontologie. Laennec était donc un partisan de l'ontologie médicale, ou suivant une synonymie familière à Broussais, de l'obs-curantisme scientifique et des préjugés rétrogrades. Ce reproche d'ontologie, Broussais ne le limitait pas aux conceptions de Laennec touchant le tubercule, le can-cer, la mélanose; conceptions que ce reproche pouvait atteindre avec quelque apparence de raison, car Laennec avait poussé trop loin l'idée des productions acciden-telles sans analogue; il accordait à ces produits une sorte d'indépendance et d'animation qui ne leur appartient pas, et qui est contraire aux principes d'une saine phy-siologie, comme à ceux d'une saine nosologie. Non, aux yeux de Broussais, tout était ontologie rétrograde dans les travaux pathologiques de Laennec; la phthisie et le cancer, ontologie; les fièvres, ontologie; le catarrhe et ses diverses espèces, ontologie; les maladies elles-mêmes que Laennec déclarait symptomatiques, l'œdème du poumon, l'apoplexie pulmonaire, la gangrène du poumon, ontologie; l'asthme, les palpitations nerveuses, l'angine de poitrine, ontologie encore et toujours.

Pour répondre à ces accusations, Laennec n'aurait eu qu'à rappeler les déclarations par lesquelles il commençait la deuxième partie du *Traité de l'auscultation*, celle qui est consacrée aux maladies du poumon : « Je ne chercherai point sur les pas de Linné, de Sauvages, de Cullen et de Pinel, à diviser les maladies en genres et en espèces, à la manière des naturalistes : la nature de la science que nous cultivons ne permet pas, ce semble, d'espérer la résolution d'un semblable problème. Les espèces zoologique et botanique sont des êtres, et les maladies ne sont que des modifications dans la texture des organes de l'économie animale, dans la composition de ses liquides ou dans l'ordre de ses fonctions. »

Mais qu'aurait importé à Broussais le sens et la portée des principes énoncés en ces lignes ? Il n'y avait qu'un moyen à ses yeux d'éviter les accusations d'ontologisme ; c'était d'engloutir dans une seule modalité morbide toutes les modalités distinctes de la nosologie; c'était de supprimer toutes les espèces diverses pour ne reconnaître qu'une seule et même affection vitale, l'irritation et sa suivante fidèle l'inflammation ; une seule et même maladie, la gastrite ou la gastro-entérite. Au demeurant, si Broussais résumait toutes ses accusations en une, Laennec résumait toutes ses réponses en celle-ci : « Que répondre, en somme, à de semblables arguments ? Le seul fait qui me paraît en résulter évidemment est celui-ci : C'est que M. Broussais et moi cultivons des sciences tout à fait différentes, sinon dans leur but définitif, au moins dans leur objet immédiat. » Cruelle mais juste réponse !

Vous pensez peut-être, messieurs, qu'entraîné par ses travaux de détail, absorbé par ses propres conquêtes, Laennec avait dû négliger les questions de doctrine et les travaux de l'antiquité médicale. Tout au présent, et enorgueilli des richesses que chaque jour lui livrait, pouvait-il ne pas dédaigner un passé ignorant, et des vues générales qui ne se traduisaient en aucun fait palpable, en aucun signe visible des maladies? S'il en eût été ainsi, une ombre regrettable obscurcirait une vie scientifique que nous avons vu jusqu'ici se développer en pleine lumière.

Plus j'étudie les hommes et les choses de notre science, plus je médite sur les conditions propres et les fondements essentiels de la médecine, et plus s'affermit en moi la conviction que rien de vraiment grand ne saurait s'élever, parmi nous, en dehors de l'action féconde des notions de doctrine. Or, messieurs, je vous ai montré assez de grandeur en Laennec, pour que vous puissiez préjuger si les forces que les études doctrinales donnent à l'esprit et à l'observation ont pu lui manquer. Vous n'avez plus même à le préjuger ; vous n'avez qu'à vous rappeler et ses opinions et ses paroles sur les questions médicales que nous avons successivement abordées. Le rôle qu'il assigne à l'anatomie pathologique, les idées nosologiques qui le dirigent, ne sont-ils pas l'application directe et formelle des pures doctrines, que, de siècle en siècle, les maîtres de l'art se sont transmises comme le flambeau vivant et l'inspiration nécessaire de toute vérité médicale ?

Mais Laennec, messieurs, n'en est pas réduit à ces témoignages indirects, dont on pourrait peut-être suspecter la valeur. Dès son entrée dans la carrière, il affirme

ses sentiments de doctrine, et loin de les démentir depuis,
il a été en les accentuant toujours davantage. La thèse
de Laennec en est une preuve éclatante. Ce jeune lauréat,
qui deux ans auparavant remportait les grands prix de
médecine et de chirurgie à l'école de Paris, qui dès lors
enseignait dans des cours particuliers l'anatomie pathologique, soutenait en 1804 une thèse inaugurale intitulée :
Propositions sur la doctrine d'Hippocrate. Ce travail n'est
pas une compilation banale, une redite de lieux communs
scolastiques sur les œuvres du Père de la médecine ; non,
certes ; le trivial n'allait pas à cet esprit indépendant qui
voulut toujours voir et juger par lui-même ; cette thèse
est déjà une œuvre originale et sortie d'une connaissance
approfondie du génie et de la doctrine hippocratiques.
L'idée mère en est d'une saisissante vérité, et neuve au
temps où Laennec écrivait; quelques courtes citations
vont vous permettre d'en juger.

« Toute la doctrine médicale d'Hippocrate, dit Laennec, me paraît consister dans l'idée systématique suivante : *parmi les symptômes que présente une maladie, il en
est qui lui sont propres et qui la caractérisent ; il en est
d'autres qui peuvent se rencontrer dans toutes les maladies....*
Les symptômes du premier ordre constituent ce que l'on
pourrait nommer le *propre* de la maladie. Ils servent à la
distinguer de toutes les autres : ce sont les véritables
signes diagnostiques des pathologistes; ils indiquent l'espèce
et le siége de la maladie. Les symptômes du second ordre
sont *communs* à toutes les maladies, et ne peuvent par
conséquent servir à former leurs caractères distinctifs ;
ils indiquent seulement un trouble plus ou moins grand
dans l'économie animale ; ils se manifestent toutes les
fois que ce trouble existe, quelle qu'en soit la cause.....
Ces *symptômes communs* des maladies indiquent leurs
divers degrés de violence ; ils servent à porter le *pronostic*
non-seulement sur l'événement de la maladie, mais même

sur tous les *incidents* qui peuvent arriver pendant son cours ; ils comprennent la plus grande partie des signes pronostics des pathologistes. »

Telle est l'idée, messieurs, que Laennec développe dans sa remarquable thèse ; idée si vraie qu'elle devait surgir, quarante ans plus tard, sous la plume savante de celui qui n'a pas seulement édité et traduit les livres hippocratiques, mais qui a tracé la plus large et la plus pénétrante interprétation des dogmes fondamentaux de la médecine d'Hippocrate ; je parle de M. Littré. Dans un exposé général de la doctrine d'Hippocrate, l'illustre tra-ducteur, en effet, cherchant le dogme fondamental et la raison même de la science grecque, aboutit à une con-clusion identique avec celle qu'émettait le candidat au doc-torat de 1804. Ce rapprochement offre un tel intérêt que je vous demande la permission de vous le soumettre en empruntant à l'exposé de M. Littré quelques courts mais instructifs passages : « Maintenant quelle est l'idée der-nière de cette doctrine (la prognose hippocratique) ? C'est que la maladie, indépendamment de l'organe qu'elle affecte et de la forme qu'elle revêt, est quelque chose qui a sa marche, son développement, sa terminaison. Dans ce système, ce que les maladies ont de commun est plus important à considérer que ce qu'elles ont de particulier ; et ce sont ces portions communes qu'il faut étudier et qui constituent le fondement de la prognose. On peut encore l'exposer autrement : la prognose est, si je puis m'exprimer ainsi, le diagnostic de l'état général, diagnostic dans lequel le médecin ne tient qu'un compte très-secondaire de l'organe malade, ou, pour me servir du langage d'Hippocrate, du nom de la maladie. Dans la prognose, ce que nous appelons diagnostic et ce que nous appelons pronostic se trouvent confondus et réunis ; et cette réunion provient de ce que le médecin de l'école de Cos, attaché surtout à reconnaître l'état général du

malade, diagnostique, il est vrai, une certaine condition
actuelle, mais prévoit en même temps, d'après les règles
de son art, une certaine marche du mal, et même en
apprécie, dans le passé, quelques circonstances.... De
sorte que l'école de Cos, maîtresse de l'idée de l'unité,
ou, en d'autres termes, du développement de la maladie,
et peu instruite sur les particularités, c'est-à-dire sur
le siége, sur la condition anatomique, sur l'étendue de
chaque affection, se tourna tout entière vers la recherche
de la communauté des maladies ; c'est le résultat de
cette étude qu'Hippocrate a consigné dans le beau livre
qui est intitulé le *Pronostic.* »

N'est-ce pas là, messieurs, sous une forme peut-être
plus philosophique et plus ferme, le tableau même que
traçait Laennec ; et n'admirerez-vous pas, avec moi, qu'au
sortir de ces temps orageux où l'érudition était si rare,
au milieu de l'entraînement de nouveautés qui enivraient
les esprits, un homme, qui cessait à peine d'être un
élève, ait assez pénétré le sens caché des doctrines hippocratiques, pour que les jugements qu'il émet arrivent
à être confirmés de point en point par celui qui représente, parmi nous, la plus riche érudition médicale, je
pourrais dire, la plus riche érudition scientifique ?

Ce culte des doctrines hippocratiques avait fortement
pénétré l'âme de Laennec, et s'y confondait avec l'amour
même de la vérité qui fut sa passion dominante. Aussi
était-il sur la brèche toutes les fois que ces chères doctrines lui semblaient compromises, ou recevaient quelque
atteinte publique. C'est ainsi que dans le journal de médecine de Corvisart, Leroux et Boyer, Laennec écrivit
plusieurs articles où il relevait les erreurs et les préjugés
« des hommes trop épris, suivant lui, de certaines opinions nouvelles, et qui s'attachaient à jeter une sorte de
ridicule sur le respect qu'ont toujours professé les vrais
médecins pour la doctrine hippocratique. » Lui, l'homme

de progrès et que le souffle de la médecine moderne va pousser à la tête du mouvement scientifique, il ne craint pas de proclamer, non la pérennité d'une médecine arriérée, servilement enchaînée aux préceptes souvent bizarres ou incohérents, à l'observation incomplète, je dirai presque à l'ignorance hippocratique, mais bien la pérennité de la doctrine hippocratique, c'est-à-dire la certitude des notions générales et essentielles, à l'aide desquelles la science grecque a pu se constituer malgré l'état d'enfance de l'analyse organique, et hors desquelles nulle science médicale ne saurait atteindre aux vérités dernières. Laennec sait que, sous cette doctrine, peuvent s'accomplir toutes les réformes, tous les progrès, la régénération de la science et de l'art. Écoutez, messieurs, la belle déclaration que je vais vous lire, et croyez à sa valeur, comme vous croyez à l'autorité du grand médecin qui l'a écrite :

« Hippocrate, dit Laennec, a pour lui des préjugés plus fondés que ceux de l'antiquité et de l'habitude. Les praticiens les plus remarquables par un goût sévère pour la médecine d'observation, les plus beaux génies qui aient illustré la médecine, se sont distingués par leur solide attachement à sa doctrine, par leur empressement à la faire revivre, lorsque l'esprit de système avait envahi les écoles. Dans cette foule innombrable de zélés défenseurs d'Hippocrate, on remarquera les Baillou, les Fernel, les Baglivi, les Houlier, les Dehaen, les Stoll, le grand Boerhaave et Sydenham, le premier, sans contredit, des praticiens modernes.

» Que l'on examine, au contraire, quels sont les hommes qui, dans tous les temps, ont attaqué la médecine hippocratique, non dans quelques points de peu de conséquence, mais dans son essence et dans son ensemble. Rome ancienne nous offrira Asclépiade, les siècles modernes, Paracelse et Van Helmont, et les brownistes, de.

nos jours, nous présenteront leur maître. Ces hommes, si différents par leurs principes, et réunis en ce seul point, que l'on peut les regarder comme les hérésiarques de la médecine, ont entre eux trois caractères communs : une ignorance presque absolue de ce qui avait été fait avant eux ; une sorte de manie enthousiaste qui leur faisait mépriser les leçons trop lentes de l'expérience, et fonder la médecine sur des bases créées par leur imagination ; un égal éloignement pour la doctrine et les écrits d'Hippocrate.....

» Ces vains systèmes se sont écroulés ; ceux qui leur ont succédé disparaîtront également ; et le majestueux édifice de la doctrine hippocratique peut encore être offert sans crainte après vingt-cinq siècles à l'examen le plus sévère, et à l'admiration des médecins observateurs. »

Opposera-t-on à cet attachement profond pour les doctrines hippocratiques le dédain que Laennec montre souvent pour les théories, et les regrets qu'il exprime qu'on ne puisse les bannir entièrement du champ de la science ? Il n'y a pas, croyez-le, opposition formelle entre ces deux sentiments ; au contraire, ils s'accordent et se complètent l'un l'autre. Quoique Laennec ne songe pas à exprimer formellement cet accord, il en a certainement conscience. Il sait instinctivement quelle distance sépare les théories et les systèmes qui traversent la science et l'encombrent de leurs débris, et cette doctrine qui n'est ni théorie, ni système, mais affirmation même des bases fondamentales et de l'existence propre de la médecine ; cette doctrine, il la proclame éternellement destinée à reparaître et à subsister en face des idées systématiques, quelque vêtement que celles-ci revêtent, qu'elles aient ou non la faveur du jour, les entraînements de l'opinion, l'appui même des grands noms ou celui des grandes positions officielles.

Le temps me manque, messieurs, pour vous parler

dignement de Laennec comme thérapeutiste. Tant de
vraie science, tant de sûreté et de sagacité d'observation,
tant d'indépendance de jugement ne pouvaient ne pas se
refléter dans le praticien, dans l'homme de l'art habile
à saisir et à remplir les indications de la nature souffrante.
Laennec avait presque à retrouver la thérapeutique ; sa
connaissance approfondie du passé lui en facilitait la
tâche ; ce secours ne lui était pas inutile, car les inspira-
tions du temps n'étaient guère propres à développer ni
l'amour, ni le sentiment juste de l'art. Pinel enseignait
qu'il vaut mieux se proposer de bien déterminer la place
d'une maladie dans le cadre nosologique que d'en chercher le remède ; Broussais supprimait la thérapeutique
en n'en conservant qu'une, celle des méthodes antiphlo-
gistiques poussées jusqu'aux extrêmes rigueurs. Laennec,
en établissant qu'il était d'autres maladies inflammatoires ; en reconnaissant, d'un côté, l'existence des constitutions médicales et celle des formes stationnaires des
maladies ; et, d'un autre côté, en retrouvant dans l'étude
des maladies de poitrine l'impression originelle et active
des affections diathésiques, ramena, dans les maladies
aiguës, comme dans les maladies chroniques, l'interven-
tion légitime de la thérapeutique. Il montra, en outre,
que la méthode antiphlogistique ne se réduisait pas à
une seule formule, et il étendit le champ de l'action
médicale par ses études assidues de la médication contro-
stimulante. L'influence exercée par Laennec dans la
direction de l'art, a été jugée de haut et mis en toute
valeur dans un livre que chacun de vous a probablement lu
et médité, et qui a beaucoup fait pour la restauration des
études thérapeutiques. Aussi je m'arrête pour vous citer
les propres paroles du traité de MM. Trousseau et Pidoux :
    « Enfin Laennec, disent-ils, se servant de la matière
médicale comme d'une pierre de touche et d'une contre-
épreuve pour juger la spécialité de chacune des affections

morbides et des diathèses, restaure les médicaments du même coup que les maladies ; et c'est une chose merveilleuse dans l'histoire de notre science, de voir les uns et les autres assis par lui plus solidement que jamais sur la base anatomique où, quelques années avant, Broussais avait inscrit leur ruine. Où est l'anatomopathologiste capable d'une telle force d'observation ? Nous le répétons : la gloire de Laennec est d'avoir rétabli la nosologie et la matière médicale par l'anatomie pathologique, qui est un des côtés de la science des maladies. C'est par cette porte que Laennec est rentré dans la médecine, tandis que c'est par elle qu'en sont sortis ceux qu'on appelle ses successeurs et ses émules. Il y a entre eux et lui la différence du naturaliste vulgaire au médecin éminent. »

De pareilles doctrines pouvaient-elles conduire à l'empirisme, comme on en a accusé Laennec ? En restaurant les diathèses, et en y soumettant les espèces anatomiques qui en relèvent, Laennec en conclut-il que l'art ne doit jamais avoir en vue que la recherche des spécifiques ? Cette conclusion serait-elle implicitement dans ses doctrines ? Quelle est donc la diathèse qu'un spécifique guérit ou pourrait guérir ? La manière dont Laennec comprend les diathèses et leur origine pathogénique n'est-elle pas contradictoire avec l'idée de spécifique ? A-t-il jamais enseigné qu'il y eût des médicaments qui luttent directement contre la cause matérielle de la maladie ; a-t-il jamais assigné aux maladies une pareille cause ?

Après vous avoir montré le médecin, messieurs, il me resterait à vous parler de l'homme, de l'écrivain, du lettré.

D'une nature méditative et un peu triste, d'une organisation délicate, d'une santé souvent éprouvée, Laennec semblait craindre le bruit et l'éclat, loin de les rechercher. Il n'entraînait, ni ne flattait la foule, et ne connaissait pas l'art de la passionner. Nommé en 1823 professeur de clinique à cette faculté, il sembla choisi pour couvrir de sa renommée et excuser, en quelque sorte, une ordonnance de dissolution de la faculté de médecine de Paris, qui fut comme une insulte à l'indépendance scientifique et à l'autorité légitime d'un des corps savants les plus glorieux de ce pays. On ne dit pas que les élèves de ce temps s'empressassent en grand nombre pour écouter son enseignement trop austère peut-être. D'ailleurs, il professa peu d'années. La mort vint bientôt mettre fin à sa vie épuisée par un incessant travail. Le style de ses œuvres est sévère, dégagé de tout faux brillant, mais clair et savant dans sa simplicité ; vrai style de maître, il est fortement empreint de ce charme qui naît du juste rapport du langage avec le sujet même que ce langage doit traduire. Laennec était le plus lettré des médecins de son temps ; helléniste consommé, cet admirateur d'Hippocrate pouvait le lire dans sa belle et forte langue.

J'ajouterai, messieurs, comme dernier trait à l'esquisse de cette grande figure, que tant de travaux, tant de connaissances acquises, tant de découvertes réalisées furent le fruit, non d'une longue et pleine vie, mais d'une vie courte et souvent traversée par la souffrance. René-Théophile-Hyacinthe Laennec, né à Quimper, en 1781, mourut le 13 août 1826, à Ouarneney : il avait quarante-cinq ans.

C'est presque l'âge, messieurs, où le médecin arrive à bien comprendre l'étendue de sa science, les difficultés de l'art ; il les comprend parce qu'il ne s'en dissimule plus aucune. Mais à cet âge avoir accompli de tels travaux, qu'ils semblent séparer par des abîmes le passé de la science du présent qu'ils lui font, de l'avenir qu'ils lui préparent ; c'est un fait, messieurs, qui ne saurait exciter trop d'étonnement. Dans les arts, les conceptions du génie sont presque spontanées, et celui qui est marqué par la destinée n'a, pour ainsi dire, nul besoin d'apprendre et de savoir ; il crée et ses créations immortelles susciteront des transports d'admiration d'âge en âge renaissants. Raphaël et Mozart peuvent mourir à trente-sept ans ; leurs œuvres d'enfant ne sont-elles pas déjà presque divines ? Mais dans les sciences, les grandes choses ne s'accomplissent que lentement, surtout dans les sciences d'observation ; ici le temps est un élément nécessaire ; il faut longuement observer la nature pour surprendre quelques-uns de ses secrets. Cela est vrai dans la science de l'homme malade, plus encore que dans tout autre ; et l'aphorisme qui oppose la brièveté de la vie à la longueur de l'art, aux illusions de l'expérience, aux difficultés du jugement exprime les sévères mais fatales conditions qui nous sont imposées. Laennec sembla échapper à ces dernières et dures nécessités ; sa vie finit avant le terme ; mais l'art, l'expérience, le jugement ne connurent pas de maître qui les ait poussés plus loin.

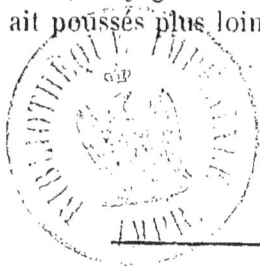

Paris.— Imprimerie de E. MARTINET, rue Mignon, 2.

CHAUFFARD.

4

www.ingramcontent.com/pod-product-compliance
Lightning Source LLC
Chambersburg PA
CBHW050535210326
41520CB00012B/2586